CONTREXÉVILLE

1860-1886

ROUEN. — IMPRIMERIE J. LECERF.

CONTREXÉVILLE

1860-1886

INDICATIONS ET CONTRE-INDICATIONS

DU TRAITEMENT HYDROMINÉRAL DE CONTREXÉVILLE

ÉTABLIES APRÈS DOUZE ANNÉES

DE PRATIQUE A CETTE STATION

(1874-1885)

PAR LE DOCTEUR J. BRONGNIART,

Médecin consultant à Contrexéville,

Ancien Interne des Hôpitaux de Paris,

Vice-Président de la Société d'Hydrologie médicale de Paris,

Lauréat de l'Académie de Médecine.

PARIS

1888

AVERTISSEMENT

Le docteur Jules-Théodore Brongniart, ancien interne des Hôpitaux de Paris, médecin consultant aux eaux de Contrexéville (Vosges), est mort à Paris le 9 décembre 1886, à l'âge de cinquante-trois ans, après une courte maladie.

Il portait dignement un nom illustre ; arrière-petit-fils d'Alexandre-Théodore Brongniart, le célèbre architecte de la Bourse, du Père-Lachaise, du couvent des Capucins d'Antin (Lycée Condorcet), il était petit-fils d'Alexandre Brongniart, de l'Institut, professeur de minéralogie à la Sorbonne et au Muséum, et directeur de la Manufacture de Sèvres, et fils d'Adolphe-Théodore Brongniart, de l'Institut, professeur de botanique au Muséum et inspecteur général de l'Enseignement supérieur.

Elevé chez son père, au Jardin-des-Plantes, il prit goût à l'histoire naturelle, et remporta le premier prix d'histoire naturelle au Concours général.

Il suppléa quelque temps M. de Quatrefages, de l'Institut, alors seulement professeur d'histoire naturelle au Lycée Henri IV.

Il préféra cependant la médecine et se fit recevoir docteur, après avoir été interne des Hôpitaux. En 1873, il se spécialisa et se fixa comme médecin consultant à Contrexéville.

Élu, en 1875, membre titulaire de la Société d'Hydrologie médicale de Paris, il fut nommé vice-président en 1885.

Parmi les mémoires qu'il a publiés, nous citerons au nombre des plus importants :

Action de l'eau minérale de Contrexéville chez les calculeux étudiée au point de vue du diagnostic de la pierre et du résultat ultérieur des opérations. Paris, 1883.

Étude sur la gravelle urinaire simulée et ses rapports chez la femme avec l'hystérie. Paris, 1884.

Sa thèse sur le *Système de la veine Porte* est un modèle d'exactitude scientifique et de précision.

Ses obsèques ont eu lieu à Paris le 11 décembre. Sur sa tombe, M. le docteur Leudet, secrétaire général de la Société d'Hydrologie médicale de Paris, a prononcé le discours suivant, qui prouve combien sa perte sera vivement ressentie :

« Messieurs,

» Je remplis un triste devoir en venant, au nom de la Société d'Hydrologie médicale de Paris, dire un dernier adieu à notre camarade Jules Brongniart.

» Sa mort a été si imprévue, elle nous frappe si douloureusement, que je me sens incapable de retracer, comme elle mérite de l'être, la vie si bien remplie de notre cher et regretté Collègue.

» Ce n'est ni le lieu, ni le moment de citer ou d'analyser les travaux de Brongniart. Tous ses mémoires, basés sur l'observation pure, sont marqués au coin du meilleur esprit clinique. L'art des indications thérapeutiques, tirées de l'action des eaux minérales, exige une indépendance et une sûreté de jugement peu communes; il ne faut ni scepticisme, ni entraînement irréfléchi.

» Brongniart possédait toutes ces qualités qui font le bon observateur; il les mit au service de l'étude d'une station, Contrexéville, qu'il avait choisie pour théâtre de son activité professionnelle, et bientôt une grande et légitime renommée vint le récompenser de ses efforts et de son labeur.

» Ce que je sais aussi et ce que je tiens à dire bien haut, c'est que l'honorabilité la plus parfaite s'alliait chez lui à l'instruction la plus solide, au tact médical le plus sûr; c'est que la vie professionnelle la plus droite ne faisait que rehausser la valeur et la distinction du médecin.

» Son assiduité à nos séances, son ardeur au travail, l'originalité de ses études, la netteté de sa critique dans les discussions les plus variées, lui donnèrent rapidement une grande et légitime autorité parmi nous. Il y a deux ans, la Société d'Hydrologie le nommait vice-président ; c'était le désigner au premier poste, à la présidence..... Personne plus que lui n'en était digne.

» Aptitude au travail, analyse pénétrante des faits observés, logique et vérité dans les conclusions cliniques, fermeté dans les opinions mûrement et sagement acquises, tous ces dons de l'esprit et de l'intelligence, Brongniart ne s'en contentait pas ; il y joignait les mâles vertus du cœur.

» Au moment le plus sombre de notre histoire, il a prouvé qu'il était de ces vaillants que les malheurs de la Patrie trouvent prêts à tous les sacrifices. Il voulut être soldat, s'enrôla dans les bataillons de marche du 7e arrondissement où il demeurait alors, et prit part à plusieurs actions autour de Paris, entre autres à la bataille de Buzenval.....

» Cette noblesse du cœur et ce dévouement à la science sont, je le sais, choses héréditaires dans la famille. Petit-fils, fils, neveu de savants illustres, de grands citoyens, Jules Brongniart était à bonne école; il n'avait qu'à imiter, il imita; qu'à suivre la tradition, il la suivit, et sut garder le trésor intellectuel et moral qui lui était légué.

» Honneur à ceux qui restent dignes de leurs glorieux ancêtres! Honneur à Jules Brongniart! Que son nom sans tache reste le patrimoine de ses fils désolés!

» Adieu, mon cher Brongniart, nous garderons pieusement ton souvenir! »

L'œuvre posthume que nous livrons aujourd'hui à la publicité venait d'être complètement terminée, à la fin de l'année 1886, au moment de la mort de mon oncle.

La partie purement médicale de cet ouvrage a été lue, en 1887, par M. le docteur Leudet, devant la Société d'Hydrologie médicale de Paris, dont mon oncle était vice-président, et paraîtra dans ses Annales.

Mais ce travail est si complet, si précis, que nous avons pensé qu'il serait un document intéressant pour les médecins qui s'occupent des stations d'eaux minérales, ainsi qu'aux malades qui se rendent à Contrexéville; ceux-ci y trouveront d'utiles renseignements.

Nous pensons aussi, en publiant cet ouvrage, rendre un dernier hommage à la mémoire de notre oncle, M. le docteur Jules-Théodore Brongniart.

CHARLES BRONGNIART.

PRÉFACE

——— ✳ ———

En publiant cette courte notice sur Contrexéville, nous n'avons pas la prétention de révéler au corps médical, auquel nous la destinons, l'existence d'une station minérale dont la notoriété remonte à plus d'un siècle (1760) et dont la réputation s'est étendue dans les deux mondes.

Nous ne voulons pas davantage écrire un traité où les maladies afférentes à cette station seraient étudiées dans leurs causes, leurs symptômes et leur traitement ; plus modeste en nos vues, nous voulons seulement montrer combien de progrès ont été réalisés à Contrexéville depuis vingt ans, et mettre à profit l'expérience acquise par douze années de pratique minérale (pendant lesquelles nous avons dirigé la cure de plus de 4,000 malades), pour poser les indications et les contre-indications du traitement par les eaux de Contrexéville, heureux, si, tout en attirant à notre station les nombreux malades susceptibles de bénéficier de ses précieuses eaux, nous pouvons éviter à ceux auxquels elles seraient contraires, l'ennui, la fatigue, la dépense d'un traitement inutile et peutêtre dangereux.

Avant d'entrer en matière, qu'il nous soit permis de rendre hommage à la mémoire de ceux de nos maîtres dont l'enseignement nous a le mieux préparé à la pratique complexe de Contrexéville :

Cazalis, qui, pendant les longues heures passées près de lui, à la Salpêtrière, nous faisait profiter de sa vaste érudition et nous initiait, dans des entretiens familiers, à la connaissance des diathèses, principalement de la diathèse goutteuse, nous montrant par quels liens sont unies les unes aux autres les manifestations morbides, en apparence isolées, qui se succèdent chez l'individu ou évoluent dans les familles.

Gubler, l'élégant et savant professeur, qui, dans son service de Beaujon, nous habituait au maniement du microscope, à l'examen des urines, nous montrant quelles ressources précieuses pour le diagnostic, le pronostic des maladies, le médecin devait trouver dans ses recherches, aujourd'hui en honneur, mais alors généralement négligées et sans lesquelles la pratique de Contrexéville nous paraît impossible ; *Michon*, l'habile et prudent chirurgien de la Pitié, auprès duquel nous avons commencé l'étude des maladies de l'urètre et de la vessie, que nous devions continuer avec *Civiale*, notre dernier maître, tant à l'hôpital Necker, que dans sa clientèle privée. Nous serions bien ingrat si, à ces noms vénérés, nous n'ajoutions celui du *Professeur Guyon*, dont l'enseignement et les encouragements nous ont été et nous sont encore tous les jours si précieux pour la pratique spéciale et délicate de Contrexéville. Qu'il veuille bien agréer, avec nos remercîments, l'hommage de notre respectueuse admiration.

INTRODUCTION

Avant d'aborder les progrès apportés par l'industrie humaine au village et à l'établissement minéral, il nous paraît utile de dire en peu de mots ce qu'est Contrexéville, dans sa partie immuable, son histoire naturelle pour ainsi dire.

§ I. Topographie. — Contrexéville est une station du chemin de fer stratégique à deux voies, qui relie Nancy au plateau de Langres et met ainsi en communication les deux grandes lignes de l'Est, celle de Strasbourg-Avricourt avec celle de Mulhouse-Belfort. On quitte à Langres, la ligne de Belfort et deux heures après on est à Contrexéville ; le trajet s'effectue en neuf heures de Paris et est de trois cent soixante-dix kilomètres, le voyage coûte 46 fr. 50 en première classe, 34 fr. 65 en deuxième et 25 fr. 40 en troisième.

Le village est entièrement caché dans une vallée ouverte du sud au nord, dans laquelle coule le ruisseau du Vair ; une autre vallée située à l'ouest de la première, se réunit à elle au pied d'un coteau boisé qui constitue le parc de Bellevue ; dans cette vallée coule le ruisseau de Suriauville ; ces deux rivières, après avoir traversé le parc de l'établissement, y avoir formé des îles reliées entre elles par des ponts rustiques, se réunissent définitivement à leur sortie du parc et vont, sous le nom de Vair, se jeter dans la Meuse, à Domrémy-la-Pucelle. Contrexéville est à trois cent quarante-deux mètres au-dessus du niveau de la mer ; cette altitude amène les brusques variations de température propres aux climats de montagne, aussi est-il prudent, quelle que soit l'époque à laquelle on vient à Contrexéville, de se munir de vêtements chauds et de chaussures fortes.

§ II. Géologie. — Le terrain appartient à l'époque du muschelkalk. A quatre ou cinq mètres sous le calcaire règne dans toute la vallée un banc d'argile verte d'un mètre d'épaisseur, qui, traversé par les puits de captage des sources, assure par son imperméabilité, la fixité de leur composition et de leur débit, en les préservant de toute infiltration pluviale pendant la mauvaise saison et de toute évaporation pendant l'été.

Les sources émergent de lacunes dans les couches du muschelkalk ; le premier captage sérieux remonte à 1773 ; le dernier a été fait en 1859, sous la direction de M. Jutier, ingénieur des mines.

§. 3. Les sources minérales. — L'établissement de Contrexéville possède six sources minérales : la principale, la plus anciennement connue, celle par conséquent à laquelle Contrexéville doit sa vieille réputation, est la source du *Pavillon*, déclarée d'intérêt public par décret du 4 août 1860, et dont le périmètre de protection, absolument illusoire jusqu'à ces dernières années, a été considérablement étendu par décret du 2 mars 1885. Ensuite viennent les sources du *Prince*, du *Quai* et de *la Souveraine*. Deux autres sources qui n'ont pas reçu de nom sont situées à côté de celle du Pavillon et, quoique soigneusement captées, ne sont pas utilisées.

Débit des sources : celle du *Pavillon*, utilisée pour la buvette principale, a un débit de 140 litres à la minute, ce qui fait 8,400 litres à l'heure et 201,600 litres en vingt-quatre heures.

Le débit total des deux sources du *Prince* et du *Quai*, utilisées surtout par les bains, est de 80 litres par minute, soit 4,800 litres à l'heure ou 110,200 litres en vingt-quatre heures.

La Souveraine ne débite que 9 litres par minute, soit 560 litres à l'heure ou 13,440 litres en vingt-quatre heures.

La dernière analyse, faite en 1864, à la demande de M. Revenaz, par M. Debray, membre de l'Institut, professeur à la Faculté des Sciences, a constaté dans l'eau du Pavillon les principes suivants :

Acide carbonique libre			0ᵍʳ080ᵐ
Bicarbonates de	chaux		0 402
	magnésie. . . .		0 035
	fer		0 007
	lithine		0 004
Sulfates de	chaux		1 565
	soude		0 236
	magnésie		0 030
Silice.			0 015
Chlorures de	potassium		0 006
	sodium		0 004
Fluorure de calcium.			Traces.
Arsenic			Traces.

$$2^{gr}384^{m}$$

Ajoutons que les autres sources de Contrexéville ont sensiblement la même composition que celle du Pavillon, avec cette différence que celle du Prince est un peu plus ferrugineuse, tandis que celle du Quai est un peu plus magnésienne, et qu'enfin la Souveraine est remarquable par l'absence absolue du fer.

L'eau de Contrexéville a une température invariable de 12 degrés et une densité de 1002 ; très-légèrement alcaline, elle verdit le sirop de violette, mais est sans action sur le papier de tournesol ; sa limpidité est parfaite ; sa saveur est fraîche avec un léger arrière-goût ferrugineux.

CONTREXÉVILLE

1860-1886

PREMIÈRE PARTIE.

Dans les chapitres suivants, nous allons passer en revue les transformations heureuses qu'ont subies depuis vingt-cinq ans le *Village* et l'*Etablissement minéral* de Contrexéville.

Pour constater ces progrès il fallait se reporter en 1860, et nous avons trouvé dans les notices publiées vers cette époque par les lecteurs Treuille et Millet de Tours, les renseignements que nous aurions vainement recherchés dans les publications très-intéressantes des médecins qui exerçaient alors à Contrexéville. Venus à Contrexéville pour y chercher la santé, heureux de l'y avoir retrouvée, ces deux honorables confrères, étrangers à la localité, ont voulu lui payer leur dette de reconnaissance, d'une part en affirmant *les propriétés merveilleuses des eaux qui les avaient guéris*, d'autre part en signalant les lacunes, les défectuosités dont ils avaient souffert comme malades et qu'ils voulaient voir disparaître, *pour que Contrexéville se trouvât à la hauteur des stations minérales les plus renommées.*

CHAPITRE Iᵉʳ.

LE VILLAGE DE CONTREXÉVILLE.

Si, par les nombreux mémoires médicaux qu'il a publiés sur Contrexéville de 1858 à 1865, le docteur Legrand du Saulle, l'éminent médecin aliéniste et légiste de la Salpêtrière et du Dépôt de la Préfecture, a contribué à mieux faire connaître l'importance de notre station où il a attiré de nombreux malades, nous ne devons pas lui être moins reconnaissant de l'action qu'il a exercée sur le village même dont il a, pour nous servir de l'expression du docteur Millet de Tours, rendu le séjour, non pas agréable, mais tolérable aux étrangers.

Maire de cette petite commune de 800 habitants, presque tous cultivateurs, grands partisans du fumier et ennemis-nés des hôteliers, indifférents par conséquent au plus ou moins de viabilité de leurs rues, le docteur Legrand du Saulle sut obtenir de la Municipalité, dont il était le chef, l'exécution des travaux les plus urgents, tels que la construction, sur le Vair, du pont qui existe encore actuellement, la canalisation de cette rivière par l'établissement de quais plantés d'arbres ; il fit creuser des canaux et des ruisseaux pour l'écoulement des eaux pluviales ; il fit amener de très-loin dans le village d'excellentes sources destinées à alimenter des fontaines publiques, des abreuvoirs et des lavoirs.

Grâce à lui, toute maison, hôtel ou habitation particulière logeant des étrangers, dut avoir au-dessus de sa porte une lanterne allumée jusqu'à dix heures du soir ; enfin il eut le courage de prendre l'arrêté, encore en vigueur aujourd'hui, par lequel il est enjoint à tous les habitants d'avoir à enlever les fumiers établis devant les maisons pour les transporter dans les champs ou les reléguer dans des cours derrière les habitations; le 1er juin est le dernier terme pour l'exécution de ce transport. Sa popularité ne devait pas survivre à cet acte d'autorité, et après bien des ennuis il résigna ses fonctions municipales. Actuellement les rues sont bien entretenues et balayées chaque matin au moyen d'une voiture munie d'un balai cylindrique animé d'un mouvement de rotation qui lui est communiqué par celui des roues, voiture absolument semblable à celles que la Ville de Paris emploie pour le balayage de ses larges voies; ce service, ainsi que l'enlèvement des immondices, est organisé par l'établissement minéral qui en fait les frais. La grande rue de Contrexéville, classée depuis quelques années comme route départementale, a été refaite avec soin par l'Administration des ponts et chaussées et est entretenue par ses cantonniers.

L'éclairage des rues, déjà assuré par les lanternes des nombreux hôtels et des maisons particulières, est aujourd'hui complété par les soins de la Municipalité, qui a fait installer, aux frais de la commune, un certain nombre de lanternes à réflecteurs éclairées par des lampes à essence minérale. D'après ce rapide exposé, on voit que le Contrexéville actuel ne ressemble en rien à celui auquel, en 1857, le docteur Baud reprochait *ses rues frustes, boueuses, sans cesse abreuvées par le purin des fumiers entassés devant les habitations.*

Cependant il y avait encore beaucoup à faire pour remédier aux inconvénients signalés dès 1859 en ces termes par le docteur Treuille : « Le Vair et le » ruisseau de Suriauville, véritables torrents en » automne et en hiver, laissent, pendant l'été, leur » lit presque à découvert; ces deux rivières, qui » longent et traversent le parc de l'établissement, » ont leurs eaux croupissantes et fétides, et pour- » raient développer des empoisonnements miasma- » tiques chez les personnes qui y sont prédisposées. » Ces craintes de notre honoré confrère étaient exa- gérées, car jamais, à notre connaissance, aucune maladie infectieuse ne s'est développée chez les nombreux buveurs exposés à ces émanations. Mais il est certain que, pendant les grandes chaleurs, l'odeur des ruisseaux était souvent désagréable, et en 1876, la Société des Eaux, qui depuis sa consti- tution, en 1864, avait déjà tant fait pour améliorer l'établissement, mit sérieusement à l'étude la ques- tion d'un assainissement que le nombre toujours croissant des étrangers rendait indispensable. Après des enquêtes sérieuses et une étude approfondie des lieux, on reconnut que la seule manière d'obtenir cet assainissement était de faire deux opérations distinctes qui se prêteraient un mutuel appui et se compléteraient l'une l'autre; la première était d'opérer un drainage captant, à chaque point de production, les eaux ménagères, celles des lavoirs, des urinoirs, des cabinets d'aisance, ainsi que les autres liquides insalubres tels que ceux provenant des abattoirs, pour ne les écouler à l'air libre dans le Vair qu'au nord, en aval du Moulin, c'est-à-dire très-loin de l'établissement; la seconde devait consister à établir des barrages mobiles destinés à tenir les lits des rivières toujours couverts d'eau et à déterminer de petites chutes limpides pour rafraîchir l'atmosphère.

Ce sont ces deux genres de travaux qui ont été habilement exécutés en 1884 par M. Fournaux, entrepreneur à Contrexéville, sous la direction de M. Richard de Jouvance, ingénieur civil, chevalier de la Légion d'honneur; en raison de leur importance, nous allons les décrire avec quelques détails.

1° *La canalisation*, ou drainage des eaux insalubres, a consisté dans la pose, au-dessous du lit des rivières, de conduites collectrices à joints étanches, en poterie anglaise vernissée, marque Doulton, sur lesquelles viennent se brancher tous les conduits évacuateurs des liquides insalubres quelconques qui sont produits soit par les établissements publics, soit par les propriétés particulières.

La conduite principale d'évacuation a 38 centi-
-mètres de diamètre et 272 mètres de long ; sa bouche
de décharge est au pied du glacis de la chute du
barrage mobile situé près du moulin ; de là il remonte le Vair et aboutit dans le parc à un regard,
dit réunion des maîtresses conduites, qui se trouve
construit au confluent du ruisseau de Suriauville,
à peu de distance du rocher où vient se jeter le
trop-plein de la source du Pavillon.

De cette chambre de réunion, dissimulée par des
rocailles, partent deux branches de conduite collectrices, en même poterie, de 30 centimètres de
diamètre, dont l'une remonte le ruisseau de Suriauville sur une longueur de 242 mètres, et l'autre le
Vair sur une longueur de 375 mètres, passant sous
les radiers des barrages et des ponts, et ayant cha-
cune, à leur terminaison, une tubulure verticale
dont l'orifice, fermé par une plaque mobile, est
réglé à 10 centimètres en contre-bas de la crête des
barrages situés immédiatement au-dessous. Quand
on ôte la plaque, l'eau retenue en amont des dits
barrages entre par l'orifice de la tubulure dans la
conduite collectrice qui, au moyen de cette chasse
d'eau, est nettoyée en peu d'instants.

Ces deux branches recueillent, sur leur parcours,
toutes les eaux insalubres par des tubulures de
diamètres proportionnés à leur débit ; les deux cours
d'eau n'étant plus contaminés par aucun liquide
impur, toute odeur a disparu, même pendant les

sécheresses de l'été, rendues inoffensives par le second ordre de travaux.

2° Pour qu'au lieu d'avoir leur lit presque toujours à sec pendant l'été, les deux rivières fussent constamment en eau pure et vive, on a établi *sept barrages mobiles* sur le Vair et deux sur le ruisseau de Suriauville, en utilisant, à leur confluent, le barrage fixe à écluse qui règle la chute du moulin. Ces barrages mobiles sont espacés en raison des pentes des cours d'eau, de manière à ce que, par leur retenue, une lame d'eau d'au moins 30 centimètres d'épaisseur baigne le pied du barrage immédiatement en amont. Ils se composent de deux culées et d'une ou deux piles, suivant la largeur du ruisseau, retenant encastrées, dans des rainures verticales, des poutrelles en bois de chêne, de 10 centimètres d'équarrissage, bien droites et bien jointées; un éclusier, muni d'une tringle à crochet, pose et enlève très-rapidement ces poutrelles, grâce à des pitons dont elles sont munies latéralement.

Les chutes des barrages, réglées très-facilement en augmentant ou en réduisant le nombre des poutrelles, ont en moyenne 60 centimètres à 80 centimètres de hauteur, ce qui suffit pour donner une lame d'eau convexe, argentée, de 30 centimètres d'épaisseur, d'un effet agréable et qui jette suffisamment de fraîcheur dans l'atmosphère. Une équipe d'hommes est constamment occupée à nettoyer, à l'aide de longs rateaux, les crêtes des barrages et à les débarrasser des conferves qui montent à la surface de l'eau lorsqu'il fait chaud et dont la présence, tout en attestant la pureté des eaux dans lesquelles elles se développent, produirait un effet désagréable à la vue. On voit que, grâce à ces travaux importants, Contrexéville, tout en ayant pris un notable développement, se trouve maintenant dans des conditions de salubrité exceptionnelles ; en effet, beaucoup de constructions nouvelles se sont élevées depuis quinze ans : hôtels, cafés, maisons particulières, villas entourées de jardins; les anciens hôtels, en particulier celui de l'établissement et celui de la Providence, se sont considérablement agrandis en même temps que leur installation est devenue de plus en plus confortable. Depuis 1881, époque de l'ouverture de la ligne qui dessert Contrexéville, la grande avenue qui conduit à la gare est devenue le rendez-vous des étrangers qui vont attendre l'arrivée des trains, reconduire leurs amis, chercher leurs journaux, et trouvent ainsi un aliment nouveau à leur activité.

L'affluence des étrangers, toujours croissante, a amené à notre station des industries nouvelles : ainsi, deux magasins de comestibles, très-bien approvisionnés en primeurs, fruits, légumes, poissons, volailles et conserves, plusieurs boucheries, des épiceries, boulangeries et pâtisseries assurent aux personnes qui désirent vivre dans des maisons particulières, toute facilité pour l'approvisionnement de leur table; sans compter que de nombreux maraîchers apportent tous les jours, des villages voisins, des légumes, des fruits, du beurre, des œufs, des volailles, voire même du gibier dans la saison de la chasse.

Enfin, depuis 1876, un salon de coiffure, fondé et tenu par un ancien employé de la maison Majesté, du Palais-Royal, donne à la clientèle élégante de Contrexéville la possibilité de se faire coiffer aussi bien qu'à Paris, innovation qui a été surtout appréciée par les dames. Pour ne rien omettre, disons aussi que Contrexéville possède, pendant toute l'année, un bureau de poste et de télégraphe qui, pendant la saison, a des employés supplémentaires en assez grand nombre pour assurer le fonctionnement parfait du service postal et télégraphique. Ce bureau est établi à l'entrée du grand hôtel de l'établissement, à proximité de tous les étrangers; le cours de la Bourse y est affiché tous les jours; les lettres qui arrivent par le courrier de cinq heures du soir, sont distribuées vers six heures et, comme la dernière levée est à huit heures, il est facile de répondre promptement, non seulement aux lettres reçues par les courriers du matin et de l'après-midi, mais même à celles arrivées par ce dernier courrier de cinq heures.

Toutes les améliorations qui feront l'objet des chapitres suivants sont dues à l'intelligente initiative du Conseil d'administration de la Société anonyme, qui s'est constituée en 1864 pour acquérir l'établissement alors peu développé de Contrexéville. Présidé pendant longtemps par M. Revenaz, puis par M. Armand Heine, ce Conseil a aujourd'hui à sa tête, comme président, M. Louis Munster, et comme vice-président, M. Michel Heine. Nous avons déjà parlé des importants travaux d'assainissement pratiqués récemment et pour lesquels la Société n'a pas hésité à dépenser plus de 40,000 fr.; avant d'aller plus loin, nous allons montrer par quelques chiffres plus éloquents que de longues phrases, quel a été le développement pris par Contrexéville sous l'influence de l'impulsion que la nouvelle Société a su lui imprimer : Pendant vingt-cinq ans, de 1830 à 1854, le nombre des étrangers venus à Contrexéville a oscillé entre 100 et 150 par an. Dans les six années suivantes, nous voyons le chiffre s'élever progressivement de 240 (en 1855), à 660 (en 1861), tandis que dans les trois dernières années, malgré la crise financière, malgré les craintes d'épidémie, nous avons presque atteint 3,000. Voici du reste les chiffres officiels : en 1883 : 2,765; en 1884 : 2,581 (1); en 1885 : 2,817

____

(1) La diminution constatée en 1884, a tenu à une panique occasionnée par un cas de choléra nostras suivi de mort dans les premiers jours d'août.

étrangers. Le nombre des médecins exerçant à Contrexéville a suivi la même progression; tandis que jusqu'en 1862 deux médecins suffisaient à soigner les malades, en 1874, on en comptait déjà quatre, aujourd'hui nous sommes huit, et il est probable que dans quelques années notre nombre aura encore augmenté.

Dans tout établissement thermal, il y a deux choses bien distinctes à considérer : d'une part ce qui constitue l'établissement proprement dit, son aménagement au point de vue du traitement tant interne qu'externe, buvettes, bains, douches, etc.; d'autre part les annexes de l'établissement, destinées à offrir aux malades, pendant les longues heures laissées libres par leur traitement, des distractions variées, et à remplir le programme du poète qui voulait que, toujours, l'agréable et l'utile fussent heureusement mélangés. Dans cette étude, nous allons nous occuper de l'agréable avant d'aborder l'utile (qui ne laisse rien à désirer, disons-le tout de suite), tant nous croyons indispensable, pour la guérison, d'éviter l'ennui et d'oublier momentanément son mal.

CHAPITRE II.

PARC, CASINO, THÉATRE, JEUX, PROMENOIRS
DE L'ÉTABLISSEMENT MINÉRAL.

Voici ce que disait de Contrexéville, en 1863, le
Dr Millet de Tours : « Le séjour est loin d'y être
» gai et l'on ne comprendrait pas qu'on vînt s'y
» installer pendant vingt et un jours et quelque
» fois pendant beaucoup plus longtemps, si l'on
» n'était pas sérieusement malade et désireux d'y
» retrouver la santé... Par ci, par là, de loin en
» loin quelque artiste fourvoyé vient faire une pause
» dans ce pauvre village et essaye d'y organiser un
» concert auquel il a bien de la peine à convier
» cinquante à soixante buveurs; ces rares réunions
» se présentent tout au plus huit ou dix fois pen-
» dant tout le cours de la saison. »
Voilà certes un reproche qu'on ne peut plus faire
à Contrexéville depuis bien des années. Dès 1874,
une salle de théâtre et un casino ont été construits
et réunissent chaque soir environ 350 personnes.
Le casino a pour fermier et directeur le sympa-
thique ménage Aurèle, qui a également l'entreprise
de celui de Plombières; depuis que le chemin de
fer a supprimé les distances entre ces deux impor-
tantes stations thermales des Vosges, voici la com-

binaison adoptée par M. Aurèle : Contrexéville et Plombières ont chacun leur orchestre composé de neuf musiciens, mais le personnel théâtral, de vingt-deux personnes, forme deux troupes distinctes, l'une d'opéra-comique, l'autre de vaudeville, qui figurent alternativement sur les deux scènes ; les lundi, mercredi, vendredi et dimanche de chaque semaine, il y a représentation théâtrale à Contrexéville comme à Plombières, seulement, pendant que l'un a un spectacle d'opéra-comique et de chant, l'autre a la comédie et le vaudeville, et réciproquement. Tous les jeudis, il y a concert instrumental dans le grand salon de lecture du Casino, qui ne mesure pas moins de treize mètres de long sur dix mètres de large; enfin, les mardi et samedi de chaque semaine sont réservés pour les représentations extraordinaires, dans lesquelles on a pu, ces dernières années, applaudir Mmes Favart et Reichemberg, ainsi que Worms, de la Comédie-Française, Mmes Granier et Théo, Berthelier, etc. Outre le théâtre et le salon de lecture, qui met à la disposition des abonnés les revues et les journaux les plus recherchés, le Casino possède encore une salle de billard, une salle pour les petits jeux de wisth, écarté, etc., et une grande salle de baccarat assez bien surveillée pour que les *grecs* ne puissent pas y pénétrer. Un jeu de petits chevaux, à 50 centimes le cheval, n'est pas une des moindres attractions de ce Casino, gracieusement administré par Mme Aurèle pendant que son mari se consacre exclusivement à celui de Plombières.

Les prix très-modiques de l'abonnement sont les suivants pour une saison de vingt-et-un jours : une personne, 30 francs ; deux personnes, 50 francs ; trois personnes, 60 francs ; abonnement de famille de quatre personnes, 80 francs. Un fauteuil réservé coûte en plus de l'abonnement 10 francs par personne et par saison. Les personnes non abonnées paient 3 francs pour entrer au Casino et 3 francs pour entrer au théâtre.

Indépendamment des distractions du jour et du soir, offertes par le Casino à ses abonnés, il y a, dans le parc, un tir au pistolet et à la carabine Flobert, un tir au pigeon et au sanglier, un gymnase, un jeu de crocket et un jeu de lawn-tenis.

Le docteur Millet de Tours disait encore, en 1863 : « La société des femmes fait complètement défaut » à Contrexéville ; il y en a bien quelques-unes qui » sont malades elles-mêmes ou qui accompagnent » des malades, mais, je le répète, elles sont en » proportion si minime qu'on en compte à peine ». dix ou douze pour cent. » On verra, par les chiffres officiels de ces trois dernières années, qu'il n'en est plus de même aujourd'hui :

En 1883, sur 2.765 étrangers, on comptait 858 femmes
    1884, — 2.581 — — 834 —
    1885, — 2.817 — — 968 —

ce qui donne sensiblement un tiers de femmes ou

jeunes filles pour deux tiers d'hommes ou de jeunes garçons, car il ne faudrait pas croire qu'autour de nos sources on ne voit que des adultes ou des vieillards ; pour ma part, j'ai donné mes soins à bien des enfants venus à Contrexéville pour prévenir une disposition héréditaire à la gravelle et à la goutte, ou en combattre les premières manifestations. C'est surtout aux mois d'août et de septembre, que les vacances scolaires nous amènent cette jeune clientèle qui, par ses joyeux ébats, jette de l'animation dans le beau parc de l'établissement dont il nous reste à parler.

Jusqu'en 1875, la Société nouvelle, ayant paré au plus pressé, avait construit un bâtiment neuf pour les bains des hommes, considérablement agrandi l'hôtel de l'établissement et construit la salle du théâtre, mais n'avait encore rien fait pour le parc qui, depuis cette époque, a presque chaque année reçu des agrandissements et des améliorations notables.

C'est ainsi qu'en 1876, aux galeries demi-circulaires, qui reliaient le pavillon de la buvette à l'établissement, et qui n'offraient aux buveurs qu'une surface insuffisante pour la promenade à couvert, on a ajouté une longue galerie couverte de 82 mètres de long sur 5 mèt. 15 cent. de large ; en 1881, le pavillon, devenu insuffisant, fut reconstruit entièrement en fer et vitraux, avec un diamètre de 13 mèt. 75 cent. ; de ce pavillon ainsi agrandi, partent des galeries vitrées qui ont 48 mètres de long sur 4 mèt. 75 cent. de large ; enfin, tout le long du bâtiment du Grand-Hôtel règne un trottoir abrité par une marquise vitrée sur une longueur de 78 mètres et une largeur de 2 mètres, sans compter une galerie de 10 mètres sur 5 mètres qui relie le Casino. C'est donc une suite de galeries couvertes reliées les unes aux autres, d'une longueur totale de 232 mètres, qui est maintenant à la disposition des buveurs et suffit largement à les abriter pendant les matinées froides ou pluvieuses.

La grande galerie ouverte au nord, sur le parc, est garnie au midi d'élégantes boutiques qui offrent aux étrangers une grande variété des divers produits de la région : broderies des Vosges, bijoux de Plombières, coutellerie fine de Langres, faïences artistiques de Nancy et de Lunéville, etc.

Au milieu du parc, planté d'arbres séculaires, orné de massifs de fleurs et de pelouses toujours vertes, s'élève un kiosque où, deux fois par jour, l'orchestre du Casino fait entendre des morceaux variés de musique de danse.

Ajoutons que déjà, considérablement agrandi depuis quelques années du côté du nord-ouest par l'acquisition de jardins s'étendant depuis la rivière jusqu'à la route de Suriauville, le parc sera bientôt complété par l'annexion des propriétés voisines et, débarrassé de ces enclaves, offrira aux promeneurs une étendue double de celle qu'il a présentée jusqu'ici, agrandissement rendu nécessaire par le nombre toujours croissant des étrangers qui fréquentent notre station.

CHAPITRE III.

ÉTABLISSEMENT MINÉRAL PROPREMENT DIT.

Dans les deux chapitres qui précèdent, nous avons montré que le séjour de Contrexéville n'avait plus la triste monotomie que lui reprochait le Dr Millet de Tours, que ses rues propres et bien éclairées, que son parc embelli et assaini, avaient enfin reçus les améliorations que réclamait énergiquement le Dr Treuille.

Il nous reste à montrer maintenant que l'établissement proprement dit, consacré non plus à la distraction, mais au traitement des malades, n'a pas moins que ses annexes été l'objet de la sollicitude éclairée du Conseil d'administration de la Société de Contrexéville, qui, chaque année, consacre des sommes considérables au perfectionnement de cette partie importante de notre station.

Nous allons le faire rapidement, pour arriver

plus vite à la partie médicale de notre étude, celle des indications et des contre-indications.

Ainsi que nous l'avons dit précédemment, l'établissement minéral comporte deux ordres d'aménagements qui répondent : les uns au traitement interne, ce sont les buvettes avec leurs annexes, promenoirs, urinoirs et water-closets; les autres au traitement externe, ce sont les bâtiments affectés aux bains et douches des hommes et des femmes.

§ 1er. — Traitement interne.

Pendant longtemps ce traitement a été le seul suivi à Contrexéville, où les malades ont toujours été appelés des *buveurs* et non des *baigneurs*.

Nous avons dit que l'établissement possédait quatre sources utilisées pour le traitement des malades. Nous aurons donc à parler des quatre buvettes du *Pavillon*, du *Quai*, du *Prince* et de *la Souveraine*.

Celle du Pavillon est la principale, celle autour de laquelle viennent se grouper presque tous les buveurs; elle occupe le centre d'un vaste et élégant pavillon octogone, dont les assises en pierre de taille supportent les châssis en fer vitrés qui, tout en l'abritant contre les intempéries, laissent largement pénétrer la lumière de tous côtés. Surmonté d'un dôme et orné d'une horloge monumentale, ce pavillon s'ouvre par plusieurs larges portes, soit directement sur le parc, soit sur les promenoirs couverts.

Un puits cimenté, en bonnes pierres calcaires du pays, de forme quadrangulaire et de 60 centimètres de côté, conduit l'eau minérale jusqu'à la surface du sol ; ce puits est recouvert d'un bloc de pierre qui en ferme hermétiquement l'orifice supérieur. L'eau minérale s'écoule par six robinets volumineux qui la versent, par un jet toujours de même force, dans une vasque circulaire en pierre, d'où un canal de décharge l'emmène dans le Vair.

Deux marches circulaires permettent de descendre jusqu'à cette vasque, pour remplir son verre à l'un des six robinets. Trois ou quatre jeunes filles, en costume modeste et uniforme, sont occupées depuis cinq heures du matin jusqu'à neuf heures, et de deux heures à cinq heures de l'après-midi, à remplir et à distribuer aux buveurs les verres que ceux-ci leur ont tendus vides. On se fera une idée de l'activité de ces jeunes donneuses d'eau, en songeant que le traitement consiste à boire un nombre de verres d'eau qui varie de 4 à 12 par matinée, et qu'en moyenne il y a 500 buveurs en traitement, souvent beaucoup plus à la fois, ce qui fait 5 à 6,000 verres d'eau à distribuer chaque matin, soit à peu près 30 verres par minute. Après avoir bu son verre d'eau minérale, soit pure, soit en l'additionnant de lait ou d'un sirop médicamenteux, ou de quelques gouttes d'eau chaude, chaque malade va le reporter à une place numérotée, où il le reprendra un quart d'heure plus tard pour recommencer une nouvelle libation.

Nous avons parlé de l'addition d'un peu d'eau chaude dans le verre d'eau minérale ; celle-ci est fournie par une bouilloire qu'un réchaud maintient constamment chaude, afin de donner aux personnes délicates ou ayant les dents péniblement impressionnées par la fraîcheur de l'eau, la possibilité de tiédir leur boisson ; ajoutons que cet artifice est rarement employé et que la température basse de nos eaux est une des qualités les plus appréciées par la majorité des buveurs.

Les sources du Quai et du Prince sont versées par deux robinets placés à côté l'un de l'autre ; cette buvette, bien moins fréquentée que celle du Pavillon, est desservie par une seule jeune fille ; elle est située au voisinage de la machine à vapeur qui alimente les bains, entre le bâtiment des bains des dames et celui des bains des hommes.

La buvette de la Souveraine, assez loin des trois autres, dans une partie du parc située de l'autre côté du Vair, et à laquelle on accède par deux ponts rustiques, consiste en une petite vasque dans laquelle l'eau est versée par deux robinets peu volumineux.

L'effet de l'eau minérale de Contrexéville étant diurétique et laxatif, il fallait qu'à proximité des buvettes et des promenoirs il y eût en grand nombre des urinoirs et des cabinets d'aisances ; on trouve, en effet, discrètement dissimulés derrière des massifs d'arbres, un bâtiment pour les dames renfermant 16 cabinets, et un autre pour les hommes, qui en renferme 54 ; chacun de ces bâtiments a son allée d'arrivée particulière, munie d'un écriteau destiné à éviter les erreurs de direction. Non loin des sources, il y a, pour les hommes, une série de 25 urinoirs en ardoise d'Angers placés à côté les uns des autres, surmontés d'un toit-abri et constamment irrigués par un filet d'eau pure.

En outre, aux différentes extrémités du parc, il existe des urinoirs isolés, toujours dissimulés derrière des massifs de verdure.

§ 2.— Traitement externe.

Le traitement externe a été longtemps sacrifié à Contrexéville et considéré comme tout à fait secondaire : « Jusqu'en 1864, huit baignoires en zinc et » quelques engins des plus frustes pour douches, » un fourneau destiné à chauffer l'eau minérale : » telle était l'installation balnéaire mise à la dis- » position du public. » Ce sont les expressions dont se sert le Dr Baud dans son ouvrage sur Contrexéville. Aujourd'hui, grâce aux sacrifices intelligents de la puissante Société qui possède l'établissement de Contrexéville depuis 22 ans, toutes les lacunes ont été comblées et son installation balnéaire n'a rien à envier à celle des établissements les plus en renom de la France ou de l'étranger.

Voici en quoi elle consiste : le bâtiment des bains des hommes, situé dans la cour principale de l'établissement, en face du grand Hôtel et des bâtiments de l'administration, renferme 24 cabinets à 1 baignoire, 1 cabinet à 2 baignoires, 1 cabinet à 1 baignoire avec salon et 2 cabinets pour bains sulfureux. Toutes les baignoires sont en cuivre émaillé, les cabinets de bain sont bien éclairés et donnent sur des corridors vitrés, trois salles de douches munies d'appareils hydrothérapiques bien installés permettent de donner des douches froides, chaudes ou tempérées, en pluie et en jet, et par conséquent d'avoir, suivant la prescription du médecin, toutes les variétés utiles de douches. Six vestiaires bien aérés, donnant sur un couloir chauffé, desservent ces salles de douche.

Une galerie vitrée, chauffée et garnie de banquettes, sert de salle d'attente et au besoin de promenoir après la douche.

Deux chauffoirs pour le linge permettent de donner aux malades des peignoirs et des serviettes chaudes après leur bain ou leur douche.

En outre, le bâtiment renferme un cabinet pour douche ascendante, un autre pour bain de siège à eau courante avec douche périnéale et lombaire, et enfin un cabinet d'aisances.

Le bâtiment des bains des dames, nouvellement reconstruit, renferme 15 cabinets de bains donnant sur un atrium vitré de 9 mètres 25 centimètres carrés, servant de salle d'attente.

Deux salles de douche, installées comme celle des hommes, sont précédées de 10 vestiaires aérés plus grands que ceux des hommes et donnant sur un couloir chauffé. Cette différence dans le nombre et la dimension des vestiaires des dames était rendue nécessaire par la toilette toujours plus compliquée des dames, qui nécessite souvent la présence d'une femme de chambre. Le linge est chauffé par le même procédé que chez les hommes. Ce bâtiment renferme en outre deux cabinets d'aisances, un cabinet pour douche ascendante et un autre pour bain de siège, avec douche vaginale et lombaire, enfin un cabinet pour bain sulfureux.

Ajoutons que le massage, qui rend souvent de si grands services dans les affections articulaires chroniques, est habilement pratiqué par le doucheur et la doucheuse en chef qui administrent également, suivant les prescriptions des médecins, des bains et douches de vapeur simples ou térébenthinées à domicile. Tous les soins que les pieds et les mains peuvent réclamer d'un pédicure et manicure expert sont donnés aux hommes et aux dames par M. et Mme Louis Le Fustec, chefs doucheurs et baigneurs, longtemps attachés à un des principaux établissements de bains de Paris.

Outre les bains sulfureux et les bains alcalins, on trouve aussi à l'établissement de Contrexéville les bains balsamiques à l'essence de pin d'Autriche de Joseph Mack.

Qu'il me soit permis de terminer cette partie de mon travail en citant quelques chiffres officiels qui montreront toute l'importance du traitement externe dans la cure de Contrexéville.

Il a été distribué, pendant ces quatre dernières années, le nombre suivant de cartes de bains ou de douches :

1883.	1884.	1885.	1886.
13,743.	12,822.	15,841.	17,790.

Encore, ici, je ferai remarquer que l'année 1884 a été inférieure à celles qui l'ont précédée et suivie à cause de la peur du choléra qui a éloigné de nos sources beaucoup de malades persuadés qu'un traitement laxatif pouvait être dangereux en temps d'épidémie, opinion absolument fausse, car par suite de la constitution médicale de cette triste année, nous avons eu à soigner à Contrexéville bien des diarrhées, des cholérines, et pas une n'a été observée chez les malades en traitement. La personne qui a succombé à un cas de choléra sporadique ne prenait pas les eaux ; elle accompagnait son mari en traitement, et celui-ci n'a pas même été indisposé. Les autres cholérines ont été observées chez les habitants de Contrexéville, des employés d'hôtels ou des personnes accompagnant des malades.

DEUXIÈME PARTIE.

INDICATIONS ET CONTRE-INDICATIONS DU TRAITEMENT MINÉRAL PAR LES EAUX DE CONTREXÉVILLE.

Ainsi que le lecteur a pu s'en convaincre, nous avons, dans la première partie de cette notice, soigneusement relevé tous les reproches adressés par différents auteurs au village et à l'établissement de Contrexéville, et nous avons montré que pas un seul de ces reproches ne pouvait actuellement être formulé contre notre station qui, la première par la date de ses origines et par sa réputation plus que centenaire, reste encore aujourd'hui la première entre toutes ses rivales par les progrès réalisés depuis 20 ans, tant au point de vue du bien-être des malades et des distractions de toutes sortes qui leur sont offertes, qu'à celui des aménagements irréprochables des installations balnéaires et des buvettes.

Arrivé à cette deuxième partie de notre travail, nous ne pourrons plus procéder de même et relever les critiques pour les réfuter, car tous les auteurs qui, depuis Bagard, médecin du roi Stanislas (1760), jusqu'à nos jours, ont écrit sur Contrexéville, ont été unanimes dans les éloges qu'ils ont faits de ses eaux ; il est même très-remarquable que, dès le début de sa réputation, Contrexéville ait été assez bien apprécié pour que le premier auteur qui l'a fait connaître ait posé magistralement les principales indications de sa cure minérale, dans les termes suivants, que je cite textuellement :

« Les eaux de Contrexéville, en général, sont très
» favorables aux maladies des nerfs. Elles déter-
» gent, consolident les ulcérations tant internes
» qu'externes. Elles ont guéri les maladies de la
» *peau* les plus rebelles et les plus invétérées. Elles
» sont bonnes pour prévenir les retours de la *goutte*,
» en rétablissant la souplesse des nerfs et des par-
» ties membraneuses desséchées par les humeurs
» de la maladie ; elles conviennent dans le cas de
» ce vice de la lymphe que caractérise une acri-
» monie scrofuleuse. Elles sont souveraines dans les
» *maladies des reins, des uretères, de la vessie* et *de l'uré-*
» *thre*, telles que la pierre, la gravelle, les glaires,
» les suppurations, les ulcères de ces parties et les
» carnosités de l'urèthre.

» Nous osons avancer, sur des témoignages non
» équivoques, que les eaux de Contrexéville sont
» souverainement efficaces contre la pierre, qu'elles
» détachent et font sortir de la vessie quand elle
» n'est que d'une médiocre grosseur, qu'elles ont la
» propriété de dissoudre en fragments quand elle

» est plus grosse et d'une nature plâtreuse et
» graveleuse, voire même en partié plâtreuse et en
» partie graveleuse et murale.

» Comme ces eaux contiennent des parties ferru-
» gineuses, un acide minéral et du savon, elles
» seront très-utiles dans les cas d'*épaississement de la*
» *bile* et dans les *obstructions du foie,* avec d'autant
» plus de raison que ces eaux ont quelquefois la
» vertu purgative. »

Ainsi, il y a 120 ans, Bagard reconnaissait que l'eau de Contrexéville convenait aux maladies *goutteuses*, aux maladies *de la peau* (vraisemblablement de nature arthritique), aux *gravelles* acides et alcalines, aux *catarrhes* des voies urinaires, à la *gravelle biliaire*, à l'*engorgement du foie* et à la *constipation*.

Il revendiquait aussi pour Contrexéville les maladies scrofuleuses que maintenant nous envoyons de préférence aux eaux chlorurées et bromurées sodiques et arsénicales, et aux eaux sulfureuses.

Afin de procéder méthodiquement et d'éviter la confusion, nous allons étudier successivement l'effet produit sur les différents appareils de l'organisme par l'ingestion de l'eau minérale, et nous en déduirons les indications et les contre-indications du traitement minéral pour les maladies de chaque appareil, nous proposant de grouper ensuite, dans un tableau synoptique, d'une part les indications, d'autre part les contre-indications.

1° *Action de l'eau minérale sur l'appareil digestif.* — Le caractère dominant de l'eau de Contrexéville est la facilité avec laquelle l'estomac la digère à jeun, même à doses élevées ; traversant les premières voies sans les fatiguer, elle arrive aux intestins et, par les ramifications de la veine Porte, au foie, les déterge en produisant sans secousses un effet stimulant, en même temps qu'elle provoque une sécrétion et une excrétion bilieuse abondante ; la multiplicité des selles muqueuses et bilieuses, loin d'affaiblir comme le ferait une purgation par les drastiques ou les cathartiques, est au contraire suivie d'une sensation de bien-être, de légèreté, et d'un notable accroissement de l'appétit. Les selles, accompagnées de gaz abondants, ont souvent une odeur hydro-sulfureuse qui faisait dire à un de nos clients *qu'il buvait du Contrexéville et rendait du Baréges.* — L'abondance de ces évacuations bilieuses est souvent la cause déterminante d'une certaine cuisson à l'anus, et il arrive fréquemment un gonflement des veines hémorrhoïdales accompagné d'un flux sanguin plus ou moins abondant. Très-souvent, à l'insu des malades, les selles entraînent avec elles un certain nombre de petits corps lenticulaires ou ovalaires, lisses ou aplatis, grisâtres ou brunâtres, gras et savonneux au toucher, durs à la surface, mous et comme plâtreux à l'intérieur, qu'il est facile de reconnaître pour des calculs biliaires. — Le docteur Baud, auquel nous empruntons cette citation, a, en moins de 15 jours, recueilli 300 de ces concrétions chez une jeune femme sujette depuis plusieurs années à des coliques hépatiques très-douloureuses qui ne se renouvelèrent plus après une seule saison à Contrexéville.

J'ai maintes fois constaté les heureux effets produits par la cure minérale sur la dyspepsie, qui accompagne si souvent la goutte et la gravelle, qu'un auteur, Auguste Mercier, en a fait le point de départ de ces affections.

Par contre, j'ai toujours vu les malades atteints d'affections organiques de l'estomac ou du foie, se mal trouver d'un traitement qui, par son action stimulante, donnait un coup de fouet à l'évolution des tissus en voie d'hyperplasie ou de sclérose.

Indications : Dyspepsies atonique et flatulente ; anorexie, constipation ou diarrhée lientérique ; lithiase biliaire et coliques hépatiques.

Contre-indications : Tumeurs cancéreuses de l'estomac ou du foie ; cirrhose atrophique et hypertrophique du foie ; kyste du foie ; ulcère simple de l'estomac.

2° *Action de l'eau minérale sur la circulation et l'hématose.* — Quoique jamais le traitement minéral de Contrexéville ne produise de poussée, ni de fièvre thermale, son action sur la circulation est manifestement stimulante ; au début de leur cure, les malades éprouvent de légères sensations de froid, bientôt suivies d'une réaction en sens inverse ; aux légères palpitations des premiers jours succède une circulation plus régulière, plus ample, la peau se colore et les forces générales augmentent. Chez les femmes et les jeunes filles, il est rare que l'époque menstruelle ne soit pas plus abondante et de quelques jours en avance. Le souffle anémique, lorsqu'il existait au début de la cure, a sinon disparu, au moins considérablement diminué au moment du départ.

Ces heureux résultats tiennent en grande partie à la nature de nos eaux (minéralisées par des sels de chaux éminemment reconstituants), à l'inverse des sels de soude qu'on a accusés d'amener l'anémie, et à la légère proportion de fer qu'elles renferment; d'autre part, la vie au grand air, la nécessité de se lever de bonne heure pour ingérer l'eau minérale à jeun, et avoir terminé cette ingestion une heure et demie avant le déjeuner, la disparition des phénomènes dyspeptiques et de l'anorexie, l'accomplissement plus régulier des fonctions digestives, enfin l'hydrothérapie, sous forme de douches écossaises ou de douches froides très-courtes, viennent en aide au traitement minéral proprement dit.

La circulation de la veine Porte n'est pas moins que la circulation générale stimulée par ce traitement, et il est fréquent de voir survenir chez les hémorrhoïdaires un flux sanguin modéré qui contribue à leur rendre ce sentiment de légèreté du corps et de liberté de la tête qu'ils avaient plus ou moins perdu.

Indications : Pléthore abdominale, congestion du foie, hémorrhoïdes supprimées, chlorose et anémie, convalescence, aménorrhée.

Contre-indications : Affections du cœur aiguës et chroniques; affections pulmonaires avec tendance aux hémoptysies; apoplexies et congestions cérébrales; flux hémorrhoïdal excessif, avec prolapsus de la muqueuse anale.

J'ajouterai cependant, ici, qu'il m'est arrivé deux fois de diriger le traitement de malades atteints de lésions très-graves des orifices du cœur, sans asystolie, il est vrai, et chez lesquels le traitement interne, employé seul et avec beaucoup de prudence, n'a amené aucun accident et a réussi à améliorer la gravelle urique pour laquelle ils m'avaient été adressés. Malgré ces deux cas heureux, je ne conseillerais pas nos eaux aux malades effectés de lésions athéromateuses des orifices du cœur ou de tumeurs anévrysmales. J'ai également fait boire, à très-petites doses et sans accident, l'eau du Pavillon à un goutteux qui avait eu deux attaques d'apoplexie et qui, venant depuis vingt ans à Contrexéville, se serait considéré comme condamné si on lui avait interdit sa cure habituelle.

3° *Action de l'eau minérale sur l'appareil urinaire et sur les urines.* — Nous entrons ici dans le vif de notre sujet, car de tout temps les maladies des organes urinaires ont été considérées comme relevant tout particulièrement de la cure de Contrexéville. Aussi ne croyons-nous pas pouvoir apporter trop de soin à cette étude, que nous diviserons en quatre parties : la première comprenant l'action de l'eau sur les reins, les bassinets et les uretéres; la deuxième, son action sur la vessie; la troisième, son action sur la prostate et sur l'urèthre; enfin la quatrième, son action sur les urines.

A. *Action sur les reins, les bassinets et les uretères.* — Il est incontestable et incontesté que le traitement de Contrexéville, qui consiste à boire l'eau minérale à doses progressivement croissantes, et à intervalles rapprochés, exerce sur les reins, organes de sécrétion, ainsi que sur les bassinets et les uretères, organes de transmission de l'urine, une action stimulante énergique qui se traduit par une diurèse abondante accompagnée, pendant les premiers jours de la cure, d'une sensation de lourdeur dans les régions lombaires et le bas-ventre; cette stimulation, cette excitation de la fonction urinaire, n'est pas fugitive, passagère, et bornée au temps pendant lequel le malade ingère l'eau minérale; elle se continue après la saison et se termine presque toujours, au bout de quinze jours ou trois semaines, par une crise d'expulsion de sables ou de graviers.

Ces effets consécutifs des eaux de Contrexéville ont été bien étudiés par le Dr Caillot, ancien inspecteur; je les ai vus se produire si souvent depuis douze ans, que j'ai toujours soin de prévenir mes clients de la possibilité, de la probabilité même, de cette crise quelquefois douloureuse, qui survient chez quelques-uns avant leur départ de Contrexéville, mais le plus habituellement dans le mois qui suit leur retour chez eux. S'ils n'étaient pas prévenus de l'effet utile de cette crise consécutive, ils seraient persuadés, en la voyant venir, que leur cure minérale a été inutile, sinon nuisible. Dans un cas, un de mes malades, qui, pendant son séjour à Contrexéville, n'avait expulsé que 5 ou 6 petits graviers de Cystine, sans colique vive, a été pris, douze jours après son départ, d'une violente douleur du rein gauche, accompagnée de fièvre, d'agitation, et pendant les deux jours que ces symptômes généraux durèrent, il ne rendit pas moins de 299 graviers de Cystine gros comme des grains de chènevis ou des petits pois.

Chez les malades ayant le parenchyme rénal en bon état, ou n'ayant que les symptômes d'une pyélite ou d'une pyélo-néphrite calculeuse, cette stimulation de bon aloi ne produit que des effets salutaires, car elle est le moyen d'arriver à la guérison par l'expulsion des graviers ; mais on doit la redouter chez ceux qui sont atteints de néphrite parenchymateuse ou interstitielle avec urines plus ou moins albumineuses et symptômes généraux pouvant faire craindre l'explosion d'accidents urémiques du côté du système nerveux, de l'appareil digestif ou de l'appareil respiratoire. J'ai vu plusieurs fois des malades faisant leur cure sans direction médicale, rassurés qu'ils étaient par la limpidité et l'abondance de leurs urines, payer de leur vie leur imprudence et leurs débauches hydriatiques. C'est en général à des accidents cérébraux comateux que ces malades succombèrent.

Ici les indications sont bien nettes et les contre-indications ne le sont pas moins :

Indications : Toutes les gravelles rénales, qu'elles soient uriques, oxaliques, phosphatiques ou de Cystine, accompagnées ou non de symptômes de pyélite ou de pyélo-néphrite, avec ou sans hématuries rénales.

Contre-indications : 1° Les néphrites parenchymateuses ou interstitielles; ces dernières étant fréquentes chez les goutteux, on ne saurait apporter trop de soin à l'examen des urines avant de conseiller une cure minérale à ces malades.

2° Les tumeurs du rein de nature organique.

3° Les calculs rénaux immobilisés dans le rein depuis plusieurs années et n'ayant pas été expulsés après plusieurs cures minérales.

B. *Action de l'eau minérale sur la vessie.* — L'action stimulante et détergente de l'eau de Contrexéville, si manifeste sur les reins et les uretères, l'est encore bien davantage sur la vessie, organe musculaire tapissé d'une membrane muqueuse très-disposée aux inflammations et aux sécrétions catarrhales.

Par suite de la sécrétion abondante d'urine provoquée par l'ingestion de nombreux verres d'eau minérale (de 33 centilitres chacun), espacés de quart en quart d'heure, la vessie se remplit vite, et en général, moins d'une heure après l'ingestion du premier verre d'eau, la première miction a lieu, bientôt suivie à court intervalle d'autres mictions dont le nombre est bien supérieur à celui des verres ingérés ; c'est un véritable exercice gymnastique de la vessie, qui se remplit et se vide d'une urine de plus en plus aqueuse et limpide, finissant par n'être plus que de l'eau minérale à peu près pure. L'action détersive et stimulante produite par cette irrigation n'est donc pas douteuse ; mais, en thèse générale, pour que la gymnastique soit utile, il faut que les muscles soient seulement affaiblis et non paralysés ; on l'ordonnera avec succès aux individus débiles, pour les fortifier ; on ne la prescrira pas aux paralytiques dont la fibre musculaire a perdu la faculté de se contracter ; de même pour la vessie, cette gymnastique, qui sera éminemment utile lorsqu'il y aura atonie vésicale, sera absolument nuisible s'il y a paralysie vésicale avec rétention, ou seulement parésie avec stagnation d'une quantité notable d'urine (de 60 à 100 grammes); en effet, le réservoir vésical, manquant de l'énergie nécessaire pour se vider assez rapidement, sera promptement distendu ; cette surdistension fera perdre à la fibre musculaire le

peu de force qui lui restait, et à la rétention in-
complète succédera la rétention complète nécessitant l'intervention de la sonde. S'il s'agit, au contraire, d'une vessie douée de sa contractilité normale, cette gymnastique augmentant la force de
ses contractions aura pour résultat d'expulser les
corps étrangers peu volumineux qu'elle renfer-
mera : débris de calculs non expulsés à la suite
d'une lithotritie, graviers récemment descendus
des reins après une colique néphrétique, paquets
de glaires chargés de cristaux phosphatiques,
caillots de sang succédant à des hématuries rénales; par contre, s'il existe dans la vessie un
corps étranger trop gros pour qu'il puisse sortir
par l'uréthre, ces contractions plus énergiques
seront inutiles, douloureuses, et pourront amener
une inflammation du col et du corps de la vessie,
qui, se propageant par les uretères jusqu'aux
reins, deviendra le point de départ d'une néphrite,
l'accident le plus à redouter chez les calculeux.

Nous avons parlé jusqu'ici des malades ayant la
contractilité vésicale abolie, atténuée ou normale;
mais il y en a d'autres qui ont une contractilité
exagérée de la vessie liée à une inflammation de
la muqueuse, porteurs en un mot de l'affection
connue sous le nom de *Cystite douloureuse*. Ces malades ont la vessie petite, non susceptible de se
dilater, saignant aussitôt qu'une quantité d'urine
supérieure à celle qu'elle peut contenir tend à s'y

accumuler; leurs besoins d'uriner sont très-fréquents, se reproduisant toutes les heures, toutes les demi-heures, quelquefois même plus souvent, ce qui les prive de sommeil la nuit et les oblige à porter un urinal dans le jour; chez ces malades, le traitement par les eaux excitantes de Contrexéville ne peut être d'aucune utilité, et n'aurait pour résultat, s'il était continué longtemps, que d'amener l'exacerbation du mal et peut-être des complications du côté des reins.

Il semble que nous ayons tout dit sur l'action de l'eau minérale sur la vessie, et qu'il ne nous reste plus qu'à poser les indications et les contre-indications qui résultent de cette étude consciencieusement faite; nous croyons cependant utile d'ajouter quelques mots relatifs à l'action du traitement de Contrexéville chez les calculeux, à cause de la divergence d'opinion qui existe à cet égard entre nous et plusieurs des médecins qui ont exercé à notre station. Pour le Dr Baud, ancien inspecteur, mort en 1875, *la présomption d'une pierre vésicale serait une indication et non une contre-indication de l'emploi de nos eaux*, et pour le Dr Debout d'Estrées, inspecteur actuel, *Contrexéville serait le critérium de la pierre dans les cas douteux*. Dans un travail basé sur 64 observations de calculeux recueillies à Contrexéville de 1874 à 1882, publié en 1883 et qui nous a valu une médaille d'argent décernée par le Ministre du Commerce sur la proposition de l'Académie de Médecine, nous avons combattu ces deux propositions et montré :

1º Que bien des malades (22 sur 64) avaient pu faire la cure complète de Contrexéville, quoique porteurs d'une ou de plusieurs pierres dans la vessie, sans que ce traitement eût en rien servi au diagnostic de la pierre ;

2º Que tous les malades qui avaient éprouvé *des accidents sérieux* pendant leur cure minérale (accidents ayant amené la découverte de leur pierre), et avaient été opérés aussitôt après la fin de cette cure intempestive, avaient succombé à des accidents de néphrite peu de temps après l'opération ;

3º Qu'enfin, les malades qui avaient été opérés sans avoir fait au préalable de traitement minéral, avaient guéri dans la proportion de 34 sur 35 opérations.

L'action consécutive des eaux de Contrexéville, déjà signalée comme s'exerçant sur les reins, se produit également du côté de la vessie, et il nous paraît prudent de ne jamais pratiquer une opération chez un calculeux ayant fait une cure minérale, avant que cette action ne se soit épuisée, c'est-à-dire avant 3 mois environ ; en effet, nous avons vu en 1878 un malade de 70 ans porteur de nombreux graviers dans la vessie, constatés par le cathétérisme, commencer à les expulser seulement 3 semaines après la fin de sa cure, et en rendre 69, gros comme de gros pois, pendant les deux mois suivants.

Enfin l'action excitante de nos eaux doit empêcher les malades porteurs de tumeurs de la vessie soit cancéreuses, soit papillomateuses, de venir les boire.

Indications : Atonie vésicale, sans stagnation ou avec stagnation légère, inférieure à 60 gr. Catarrhe vésical simple ou phosphatique ; corps étrangers peu volumineux dans la vessie : graviers ou fragments de calculs.

La cure de Contrexéville doit être conseillée aux malades débarrassés de leur pierre par la lithotritie ou la taille, dans le double but : 1° de prévenir la récidive de leur affection calculeuse ; 2° de faire disparaître le catarrhe occasionné par la présence de la pierre ou déterminé par les manœuvres instrumentales.

Contre-indications : *Paralysie vésicale* avec rétention complète, *parésie vésicale* avec stagnation supérieure à 80 grammes, *pierre dans la vessie* :

1° Jamais le traitement minéral de Contrexéville ne devra être ordonné dans le but de diagnostiquer une pierre douteuse, car ce moyen est infidèle et il peut être *dangereux* ;

2° A plus forte raison le traitement de Contrexéville ne sera pas ordonné aux calculeux avérés, dans le but de les préparer à subir la lithotritie ou la taille.

Cystite douloureuse.

Tumeurs vésicales : malignes (cancers).

—   bénignes (papillomes).

C. *Action de l'eau minérale sur l'urèthre et la prostate.* — Sous l'influence du traitement minéral, il se produit du côté de l'urèthre et de la prostate une stimulation qui se traduit au début de la cure par une excitation, quelquefois érotique, accompagnée de pollutions nocturnes et d'une sécrétion plus abondante de fluide prostatique et de sueurs uréthrales. La miction s'opère plus facilement et par un jet plus franc. La légère diarrhée qui remplace la constipation, habituelle aux malades dont la prostate est engorgée, exerce sur cet organe la plus heureuse influence ; les écoulements dus à l'uréthrite chronique, et connus sous le nom de goutte militaire, s'en trouvent également bien ; après avoir momentanément augmenté, ils diminuent bientôt et finissent par disparaître. Quant aux rétrécissements de l'urèthre, ils ne cèdent pas à l'action seule du traitement minéral ; mais par suite de l'augmentation de vitalité des tissus, ils deviennent plus aptes à se laisser dilater par le passage de bougies. Pour que ce bon résultat soit obtenu, il faut que le rétrécissement ne soit pas trop étroit et que la cure minérale soit conduite très-doucement ; en effet, si un malade ayant un canal très-étroit buvait une grande quantité d'eau minérale, dans l'espoir de dilater son rétrécissement, il s'exposerait aux accidents dont nous avons parlé à propos de la parésie vésicale avec stagnation : sa vessie ne pouvant se vider aussi vite qu'elle se remplit, arriverait à une surdistention qui amènerait une rétention d'urine complète, et il faudrait recourir à un cathétérisme souvent bien difficile, quelquefois impossible, ce qui obligerait à faire la ponction de la vessie ; sans avoir jamais dû recourir à ce moyen extrême, nous avons vu plus d'un exemple de ces accidents survenus chez des malades qui, croyant pouvoir diriger eux-mêmes leur cure minérale, avaient bu l'eau minérale sans réserve, parce qu'ils le voyaient faire à d'autres malades. Avant donc de permettre à un malade qui accuse un rétrécissement de commencer le traitement médical, il faudra toujours s'assurer que ce rétrécissement est franchissable et laisse au canal un calibre suffisant pour l'évacuation rapide des urines; si ces conditions ne se rencontrent pas, on devra interdire toute ingestion d'eau minérale et conseiller au malade de quitter la station ; si le rétrécissement permet l'introduction des bougies, on commencera la dilatation, qui sera continuée de deux jours l'un, et l'on augmentera progressivement la quantité d'eau à mesure que cette dilatation fera des progrès. En procédant de la sorte, nous avons toujours évité les accidents et obtenu d'excellents résultats.

Lorsqu'il existe une hypertrophie considérable

de la prostate avec dysurie notable ou rétention nécessitant le cathétérisme habituel, le traitement minéral sera encore plus nuisible que chez les malades dont la vessie est paralysée, car la nécessité de multiplier les cathétérismes amènera promptement des accidents aigus qui, de la prostate, pourront se propager aux testicules ou aux reins, et faire courir au malade les dangers les plus sérieux.

Indications : Uréthrite chronique de l'homme et de la femme.

Prostatite subaiguë ou chronique, rétrécissements de l'urèthre peu étroits et *susceptibles d'être dilatés*.

Contre-indications : Rétrécissements infranchissables ou très-étroits et *ne se laissant pas dilater*.

Hypertrophie considérable de la prostate avec dysurie ou rétention nécessitant le cathétérisme habituel.

Tubercules de la prostate et du col de la vessie.

D. *Action de l'eau minérale sur les urines.* — Pour se rendre bien compte des effets produits par la cure minérale sur la sécrétion urinaire, il est indispensable d'examiner les urines avant le commencement, au milieu et à la fin de cette cure ; l'examen doit porter sur la *densité* de l'urine, sur sa *réaction acide* ou *alcaline*, sur l'existence ou l'absence des *dépôts*, leur nature révélée par le microscope, enfin sur la présence ou l'absence de substances étrangères à sa composition normale, telles que le *sucre* et l'*albumine*, Pour chaque malade nous faisons donc au moins trois examens complets de l'urine, et souvent beaucoup plus. Ayant, depuis 12 ans, dirigé la cure de 4,250 malades, nous avons fait au minimum 12,700 analyses portant en général sur les urines émises le matin au réveil, exceptionnellement et seulement pour les diabétiques sur les urines recueillies pendant une période de 12 heures (de 6 heures du soir à 6 heures du matin).

Ce sont ces nombreux documents qui vont nous permettre d'indiquer les modifications apportées aux urines par le traitement hydro-minéral de Contrexéville.

Au point de vue de la *densité*, il est à peu près constant de voir, sous l'influence de la cure, notablement diminuer les densités trop élevées (1030 et au-dessus) et augmenter les densités trop faibles (1010 ou 1012) du début ; en un mot, de voir cette densité revenir au chiffre normal, qui est aux environs de 1020. Le premier de ces résultats se comprend plus aisément que le second et s'explique par l'épuration du sang, par le lessivage, pour employer l'expression reçue, produit par la surabondance des excrétions opérées par le rein, le foie, l'intestin et la peau, pendant la cure. Le sang épuré ne fournit plus aux reins que les matériaux nécessaires pour sécréter une urine normale. Quant au second résultat, l'élévation du chiffre de la densité, voici comment il peut s'expliquer : la plupart des malades qui offrent ces faibles densités de

1010, 1012, sont des anémiques, des névropathes, des débilités qui se sont refait du sang en ayant un meilleur appétit, des digestions plus complètes, une circulation plus active, en un mot, un organisme reconstitué. Leur sang régénéré fournit de nouveau aux reins les matériaux nécessaires à la sécrétion d'une urine normale.

L'acidité parfois excessive des urines diminue constamment sans jamais faire place à l'alcalinité, comme cela s'observe par l'ingestion des eaux alcalines fortes, bicarbonatées sodiques; par contre, on voit rapidement disparaître l'*alcalinité* si fréquente chez les malades atteints de catarrhe vésical; cette alcalinité communique aux urines une odeur fétide caractéristique, elle est une cause redoutable de la formation rapide de pierres phosphatiques dans la vessie, en amenant la précipitation des phosphates ammoniaco-magnésiens qui, mêlés au pus devenu visqueux, constituent ces glaires filantes qui adhèrent si fortement aux vases de nuit et rendent la miction si pénible. Dès le troisième ou le quatrième jour de la cure, quelquefois mais rarement plus tard, cette odeur infecte des urines disparaît; le dépôt catarrhal ne renferme plus de cristaux phosphatiques, il cesse d'être visqueux; la réaction est neutre ou légèrement acide, et bientôt devient franchement acide, en même temps que la miction cesse d'être aussi pénible. Dans quelques cas l'alcalinité du début a été si complètement remplacée par l'acidité, qu'il arrive de trouver dans le dépôt catarrhal très-atténué un certain nombre de cristaux d'acide urique.

Au point de vue des *dépôts urinaires*, voici ce qu'on observe le plus habituellement : Avant la cure, les urines ont souvent pour caractère de se troubler uniformément en se refroidissant, et de laisser se former un dépôt abondant, rose ou rouge terne, qui colore les parois du vase et que le microscope montre formé exclusivement de granulations amorphes d'urate de soude. Il suffit de faire chauffer ces urines pour faire disparaître ce dépôt, qui coïncide toujours avec une densité élevée et une grande acidité. Au bout de quelques jours de traitement, en même temps que la densité baisse et que l'acidité diminue, ce dépôt uratique disparaît et est remplacé par un dépôt abondant, rouge au jaune oranger, brillant, composé exclusivement de cristaux d'acide urique de formes variées, ou d'un mélange de cristaux d'acide urique et de cristaux d'oxalate de chaux. Lorsque le dépôt est composé uniquement d'oxalate de chaux, il est blanc, léger, nuageux, floconneux et paraît n'être constitué que par un léger mucus, tandis que l'examen microscopique y fait découvrir les cristaux caractéristiques, soit en octaèdre, soit en sabliers, soit en gimblettes, qui sont les formes variées sous lesquelles se présente l'oxalate de chaux. Quelquefois, mais beaucoup plus rarement (sur mes 4,250 malades, 3 seulement me les ont présentés), on trouve des dépôts blancs, légers, plus ternes que ceux d'oxalate de chaux, et formés par des cristaux de Cystine très reconnaissables à leur forme régulièrement hexagonale en tablettes minces et pâles.

Au milieu de la cure, cette élimination de ce que Roger appelait la *gravelle microscopique* est à son apogée, puis elle diminue progressivement, et la plupart du temps, à la fin de son traitement, le malade rend des urines absolument normales et sans aucun dépôt; d'autres fois, cette sorte de purgation urique de bon aloi, pour employer l'expression du docteur Baud, dure jusqu'à la fin de la cure et se prolonge pendant un certain temps après sa cessation.

On voit quelquefois le dépôt urique, au lieu d'être rouge ou jaune, avoir une coloration brune plus ou moins foncée; c'est l'indice certain qu'il renferme des globules sanguins en plus ou moins grande quantité; dans une urine rendue le matin avant toute fatigue, en l'absence des signes d'une tumeur vésicale, la présence du sang indique une hématurie rénale et doit faire présager l'expulsion prochaine d'un gravier; si, sous l'influence du traitement interne et externe (car les douches sont ici un précieux adjuvant), ce gravier se détache et est expulsé, l'hématurie cesse, et les dépôts, au lieu d'être bruns, deviennent rouges ou jaunes. Si, au contraire, le sang persiste dans les urines à la fin de la cure, et qu'il existe de la gêne dans la région des reins, on peut affirmer au malade qu'il a encore un ou plusieurs graviers à expulser.

Enfin, au point de vue des substances étrangères à l'urine normale, *albumine ou sucre*, voici ce qui se passe : chez les malades atteints de néphrite parenchymateuse (maladie de Bright) ou de néphrite interstitielle (sclérose rénale), sous l'influence de l'action excitante que l'eau minérale exerce sur les reins, la maladie s'aggrave et la proportion d'albumine augmente notablement; aussi avons-nous dit que ces malades ne devaient pas être autorisés à faire le traitement de Contrexéville.

Les malades, au contraire, qui n'ont qu'un peu de congestion des reins, liée à une légère néphrite ou pyélo-néphrite calculeuse, et dont les urines sont légèrement albumineuses, voient promptement cette albumine diminuer, puis disparaître sous l'influence du traitement minéral aidé des douches écossaises.

La même chose se produit pour le *sucre*.

Les malades atteints de *diabète vrai*, cachectiques, maigres ou plutôt émaciés, dont la langue est sèche, grillée, noirâtre, dont l'haleine exhale cette odeur aigrelette pénétrante qui est due à l'acétonémie, dont les forces musculaires sont abolies, ne tirent aucun bénéfice de la cure minérale qu'ils font pourtant avec plaisir, car un des symptômes les plus pénibles de leur terrible maladie, la soif, se trouve momentanément calmée au moment où ils boivent l'eau minérale ; mais leurs urines, à quelque moment de la journée qu'on les examine, restent pâles, semblables à du petit lait, très-denses et fortement sucrées. Dans la journée et pendant la nuit, la soif les tourmente de nouveau, et ils nous quittent aussi malades qu'ils étaient arrivés ; heureux si l'affaiblissement progressif, l'épuisement cachectique, ne les tuent pas au moment où ils se préparaient à rentrer chez eux, comme cela est arrivé il y a deux ans à un diabétique qui s'est éteint, c'est l'expression vraie, en quelques minutes, sans avoir été alité un seul jour, quelques heures avant de monter dans le wagon-lit qui l'attendait en gare pour le ramener à Paris.

Au contraire, les *glycosuriques* ou *diabétiques goutteux*, chez lesquels la glycosurie n'est qu'un symptôme de leur diathèse, au même titre que les phénomènes articulaires, la gravelle, l'asthme ou les éruptions cutanées se comportent tout différemment avec le traitement minéral. Nous avons constamment vu le sucre diminuer rapidement et disparaître complètement de leurs urines pendant la durée de la cure, sans qu'ils dussent s'astreindre à un régime alimentaire particulier, mais en ayant seulement soin d'éviter les excès de sucreries, de pâtisseries et de farineux.

En même temps, leur état général, souvent très-déprimé, se remonte ; leur appétit devient plus franc, la soif et la sécheresse de la bouche disparaissent, l'énergie musculaire revient, et le sommeil, n'étant plus troublé par la polyurie, devient réparateur.

Les modifications apportées à leurs urines par l'eau minérale portent sur la densité qui, de 1035, 1038, quelquefois 1041, chiffre constaté avant la cure, descend à 1025, 1020, quelquefois au-dessous. Mais une grande différence qui existe entre ces glycosuriques et les diabétiques vrais, c'est que leurs urines conservent toutes les apparences extérieures d'une urine normale : elles sont jaunes, citrines, quelquefois même très-foncées en couleur, ne ressemblant en rien au liquide sirupeux des diabétiques; en outre, sous l'influence du traitement minéral, on voit s'y produire les dépôts uriques abondants et de bon aloi.

En un mot, autant les diabétiques vrais ont peu à espérer du traitement de Contrexéville, autant les glycosuriques ou diabétiques goutteux sont certains d'en tirer les meilleurs effets et de rentrer chez eux guéris de leur manifestation goutteuse anormale.

En rapprochant l'effet produit par nos eaux sur les urines de celui qu'elles produisent sur la bile, nous voyons qu'elles remplissent les deux principales indications du traitement indiqué par tous les auteurs comme devant être opposé à *la goutte* : débarrasser le sang des principes uriques qu'il renferme en excès, en agissant sur *les reins* et sur *le foie*; notre traitement conviendra donc merveilleusement aux goutteux, quelle que soit la forme de leur goutte : *articulaire* ou *abarticulaire*, *tonique* ou *atonique*, pourvu que leurs reins puissent opérer cette purgation urique, et leur foie cette purgation bilieuse, dont l'état scléreux qui caractérise la néphrite interstitielle et la cirrhose les rendait incapables.

Nous venons de dire que Contrexéville convient très-bien aux goutteux; convient-il également aux rhumatisants? nous n'hésitons pas à répondre : non. Ici, l'uricémie n'existe pas comme principe de la maladie, qui, au lieu de procéder comme la goutte de causes internes, reconnaît le plus habituellement pour origines des influences extérieures, principalement le froid et l'humidité, les *circumfusa* et non les *ingesta*.

Si un malade est rhumatisant et rien que rhumatisant, c'est aux eaux thermales chaudes qu'il doit aller demander sa guérison; néanmoins, si outre son rhumatisme il a la goutte ou la gravelle, ce qui se voit fréquemment, il doit, après avoir terminé sa cure à Contrexéville pour son affection urique, aller soit à Bourbonne, soit à Plombières, pour son affection rhumatismale; les deux cures, au lieu de se nuire, se complètent l'une par l'autre, et nous avons obtenu d'excellents effets de cette combinaison.

Indications : Goutte sous toutes ses formes : dyspepsie goutteuse, glycosurie ou diabète goutteux, goutte jointe au rhumatisme.

Contre-indications : Diabète consomptif : rein goutteux (néphrite interstitielle ou sclérose rénale), rhumatisme sans goutte ni gravelle, rhumatisme noueux quelquefois appelé à tort rhumatisme goutteux.

4° *Action de l'eau minérale sur l'appareil cutané.* — Le traitement hydrominéral de Contrexéville agit sur la peau, de deux façons : l'une directe, en substituant aux sueurs très-acides brûlant le linge, rougissant la flanelle, une transpiration abondante, qui se produit généralement dès les premiers jours de la cure, diminue vers le milieu et ne se produit plus vers la fin ; l'autre, indirecte, due au fonctionnement plus énergique des reins et du foie qui, sécrétant plus abondamment les matériaux excrémentitiels que la peau est également chargée d'éliminer, lui apportent aussi un soulagement évident. Les beaux travaux de Gigot-Suard sur les affections cutanées liées à l'uricémie ne laissent aucun doute à cet égard, car s'il a pu créer artificiellement des maladies de peau en saturant le sang d'acide urique, il est manifeste que tout traitement qui épurera le sang en le débarrassant de l'acide urique qu'il renferme en excès, devra améliorer et faire disparaître les éruptions cutanées liées à l'uricémie.

En outre, les bains d'eau de Contrexéville, sulfatée calcique, bien proche parente des eaux sulfurées calciques d'Enghien et de Pierrefonds, ne sont pas sans avoir quelque effet sur des éruptions que les eaux sulfureuses franches auraient excitées et exaspérées.

Indications : Affections cutanées d'origine goutteuse : eczéma, psoriasis, urticaire, acné.

Ici, nous n'avons aucune *contre-indication* à poser, car on n'aura jamais à craindre de nos eaux une action très-énergique qui, en supprimant trop brusquement une affection cutanée diathésique, risquerait de faire naître du côté d'un organe essentiel une autre manifestation plus sérieuse.

Nous voilà parvenu à la fin de cette étude que nous nous sommes efforcé de rendre aussi claire que possible, et dans laquelle nous n'avons rien avancé que nous ne l'ayons constaté et vérifié à bien des reprises, par nous-même, pendant le cours de notre pratique déjà longue à Contrexéville.

Que si l'on nous reproche de n'avoir mis que quelques mots pour chaque indication ou contre-indication de notre traitement minéral, nous répondrons que nous avons écrit, non pour le public, mais pour nos confrères, auxquels nous aurions cru faire injure en leur décrivant des maladies qu'ils connaissent aussi bien que nous.

Nous nous sommes proposé de faire connaître autant qu'elle mérite de l'être une station importante qui, malgré le peu d'attraits qu'elle a offerts aux malades pendant une longue période de son existence, a su se faire lentement et modestement une réputation solide qui ira toujours en grandissant, maintenant qu'elle ne laisse plus rien à désirer à aucun point de vue.

Puissions-nous n'avoir pas été trop au-dessous de la tâche que nous nous étions proposée.

TABLEAU SYNOPTIQUE

*des indications et contre-indications du traitement
de Contrexéville, tirées de son action
sur les principaux appareils de l'organisme.*

ACTION DE L'EAU SUR :	INDICATIONS :	CONTRE-INDICATIONS :
1° L'*appareil digestif*, estomac, intestin, foie.	*Dyspepsie atonique et flatulente.* Anorexie. *Constipation.* Diarrhée lientérique. *Lithiase biliaire et coliques hépatiques.*	Tumeurs de l'estomac. Ulcère simple de l'estomac. Cirrhose atrophique. Cirrhose hypertrophique. Kystes du foie.
2° L'*appareil circulatoire* et le sang.	Chlorose et anémie. Convalescence des maladies aiguës. *Congestion du foie.* Pléthore abdominale. Dyscrasie veineuse. Suppression d'hémorrhoïdes.	Affections du cœur aiguës et chroniques. Affections pulmonaires avec tendance aux hémoptysies. Attaques d'apoplexie. Congestions cérébrales. Hémorrhoïdes avec flux excessif et prolapsus du rectum.
3° L'*appareil urinaire* subdivisé en quatre parties : A. Les *reins*, les *bassinets* et les *uretères*.	*Toutes les gravelles rénales,* . qu'elles soient (*uriques,* avec urines acides { *oxaliques,* avec urines alcalines : *phosphatiques,* ou de *Cystine,* accompagnées ou non de *pyélite* et de *pyélo-néphrite avec ou sans hématurie rénale.* *La pyélite catarrhale.*	La néphrite parenchymateuse ou maladie de Bright. La néphrite interstitielle ou sclérose rénale (rein goutteux). Les tumeurs du rein. Les calculs enchatonnés du rein ayant résisté à plusieurs cures minérales.

B. La *vessie*.	*Atonie vésicale* sans stagnation ou avec stagnation légère inférieure à 60 grammes. *Catarrhe vésical simple*. *Catarrhe vésical phosphatique* (gravelle phosphatique secondaire). Corps étrangers peu volumineux dans la vessie : *graviers* ou *fragments de pierre*. *Après la lithotritie ou la taille :* 1° Pour prévenir la récidive ; 2° Pour combattre le catarrhe consécutif à l'opération.	*Paralysie vésicale* (rétention complète). *Parésie vésicale* avec rétention partielle ou stagnation supérieure à 60 grammes. *Pierre dans la vessie :* 1° Jamais le traitement de Contrexéville ne devra être ordonné dans le but de diagnostiquer une pierre douteuse, car ce moyen est infidèle et peut être dangereux ; 2° il ne devra jamais être ordonné comme préparation à la lithotritie ou à la taille. *Cystite douloureuse*. *Tumeurs malignes de la vessie* (cancer). *Tumeurs bénignes de la vessie* (papillome).
C. L'*urèthre* et la *prostate*.	Uréthrite chronique chez l'homme et la femme. Prostatite subaiguë. Prostatite chronique. Rétrécissement de l'urèthre peu étroit et susceptible d'être dilaté par les bougies.	Uréthrite aiguë. Hypertrophie considérable de la prostate causant la rétention, ou accompagnée de dysurie notable, rétrécissement infranchissable ou très-étroit et non dilatable. Tubercules de la prostate et du col vésical.

ACTION DE L'EAU SUR :	INDICATIONS :	CONTRE-INDICATIONS :
D. Les *urines* et le *sang*.	Gravelle phosphatique secondaire ou catarrhe phosphatique (urines alcalines). Goutte articulaire et viscérale. Goutte tonique et atonique. Diabète goutteux ou glycosurie goutteuse. Dyspepsie goutteuse. Goutte avec rhumatisme.	Diabète consomptif arrivé à la période cachectique avec acétonémie. Rhumatisme sans goutte. Rhumatisme noueux, désigné quelquefois sous le nom de rhumatisme goutteux.
4° L'*appareil cutané*.	Affections cutanées d'origine goutteuse : eczéma, psoriasis, urticaire, acné.	Pas de contre-indication.

TABLE DES MATIÈRES

		Pages
Avertissement, par M. Charles Brongniart		5
Discours prononcé sur la tombe du Dr Jules Brongniart par M. le Dr Leudet, Secrétaire général de la Société d'Hydrologie médicale de Paris		7
Préface		11
Introduction		15
I. Topographie de Contrexéville		15
II. Géologie		16
III. Les sources minérales		17

CONTREXÉVILLE 1860-1886

19

PREMIÈRE PARTIE

Chapitre Ier. — Le village de Contrexéville		29
Chapitre II. — Parc, casino, théâtre, jeux, promenoirs de l'Etablissement minéral		30
Chapitre III. — Etablissement minéral proprement dit		35
§ 1er. — Traitement interne		36
§ 2. — Traitement externe		39

DEUXIÈME PARTIE

Pages

Indications et contre-indications du traitement minéral par les eaux de Contrexéville   44

1° Action de l'eau minérale sur l'appareil digestif   47

2° Action de l'eau minérale sur la circulation et l'hématose.   48

3° Action de l'eau minérale sur l'appareil urinaire et sur les urines.   50

A. Action sur les reins, les bassinets et les urèthres   51

B. Action sur la vessie.   53

C. Action sur l'urèthre et la prostate.   59

D. Action sur les urines   61
Densité, alcalinité, acidité, dépôts urinaires, gravelle, albuminurie, diabète, goutte, rhumatisme.

4° Action sur l'appareil cutané   70
Eczéma, psoriasis, urticaire acné.

Tableau synoptique des indications et contre-indications du traitement de Contrexéville, tirées de son action sur les principaux appareils de l'organisme   73

Table. . . . .